CONTRIBUTION A L'ÉTUDE

DES

ABCÈS PNEUMONIQUES

PAR

Albert FREY

Docteur en médecine de la Faculté de Paris
Ancien externe des hôpitaux de Paris

PARIS

G. STEINHEIL, ÉDITEUR

2, RUE CASIMIR-DELAVIGNE, 2

1891

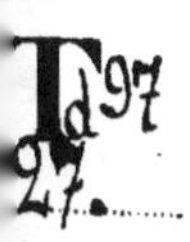

ABCÈS PNEUMONIQUES

IMPRIMERIE LEMALE ET Cie, HAVRE.

CONTRIBUTION A L'ÉTUDE

DES

ABCÈS PNEUMONIQUES

PAR

Albert FREY

Docteur en médecine de la Faculté de Paris
Ancien externe des hôpitaux de Paris

PARIS

G. STEINHEIL, ÉDITEUR

2, RUE CASIMIR-DELAVIGNE, 2

—

1891

CONTRIBUTION A L'ÉTUDE

DES

ABCÈS PNEUMONIQUES

AVANT-PROPOS

La pneumonie franche, lobaire, aiguë est une affection spécifique engendrée par la pénétration et la pullulation dans les alvéoles pulmonaires du pneumocoque lancéolé, encapsulé de Talamon-Fränkel. L'un des traits les plus spéciaux de cette affection est sa durée limitée, sa terminaison brusque, critique, qui survient en général du 7e au 11e jour. La résolution se fait, l'exsudat se liquéfie, est résorbé en majeure partie et expectoré (Rindfleisch, Ménétrier). Dans la grande majorité des cas, les choses se passent ainsi ; mais la virulence variable du poison pneumonique, le terrain, le milieu dans lequel il s'est trouvé, donnent à la maladie des allures diverses. Lorsque la mort survient, elle est amenée par différents mécanismes. La terminaison par suppuration en foyer, par abcès collectés, terminaison que nous voulons essayer d'exposer ici, est rare.

Aussi comme dans le cours de nos études hospitalières nous avons eu l'occasion de recueillir plusieurs observations complètes de pneumonie terminées par abcès, nous avons cru faire œuvre utile en prenant leur étude comme sujet de notre thèse inaugurale. Ces observations, en effet, nous ont paru offrir un triple intérêt : clinique, anatomo-pathologique et pathogénique. Dans deux cas elles ont donné lieu à des vomiques purulentes, à des vomiques dissociées, et l'autopsie est venue confirmer le diagnostic porté (vomique purulente consécutive à la pneumonie). L'examen anatomique montrait en effet une ou plusieurs collections de pus au sein d'une hépatisation grise dont l'étude mériterait d'être faite longuement.

Existe-t-il, en effet, comme l'admettent Rindfleisch et Ménétrier, une hépatisation grise non suppurée, régression simple de la pneumonie et une hépatisation grise suppurée. Les cas qui sont passés sous nos yeux auraient pu contribuer à confirmer ou infirmer cette proposition, mais c'était, nous l'avouons, dépasser notre faible compétence.

La pathogénie de ces abcès pulmonaires n'est, elle-même, pas encore nettement élucidée.

Presque tous les auteurs font bon marché du pneumocoque dans le processus suppuratif, et ne lui accordent dans la fonction des lésions qu'un rôle secondaire. Pour eux la suppuration post-pneumonique tiendrait au développement, au sein des tissus hépatisés, de nombreux parasites, micro organismes ordinaires de la suppuration (streptocoques ou staphylocoques), qui viennent par places modifier les lésions déterminées par un premier parasite, le pneumocoque. Cette infection secondaire pulmonaire s'effectue par la voie des bronches.

Dans nos deux premiers cas, l'examen bactériologique avait montré qu'à côté du pneumocoque existaient et d'une façon prédominante, le streptocoque pyogène, et le staphylocoque doré ; tandis que dans le troisième, où le pus était verdâtre, bien lié, les cultures ont donné avec un streptocoque rare des colonies très multiples de pneumocoques lancéolés. Ce rôle que nous attribuons au pneumocoque dans la pathogénie des lésions ne semblera pas extraordinaire, ce micro-organisme n'ayant pas seulement un pouvoir fibrinogène mais aussi pyogène (Netter). N'en a-t-il pas été de même pour la fièvre typhoïde ? Toutes les complications suppuratives survenant au cours et dans la suite de cette grande pyrexie étaient jadis attribuées à des infections secondaires par les micro-organismes de la suppuration ; de récents travaux ont montré le pouvoir pyogène du bacille d'Eberth, seul présent dans des périostites et ostéites suppuratives, et dans une orchite terminée par suppuration (Jaccoud, 20 janvier 1891).

Toutefois, avant d'entrer dans notre sujet, qu'il nous soit permis d'exprimer notre gratitude et nos remerciements à tous les Maîtres qui nous ont aidé et prodigué leurs conseils pendant le cours de nos études.

A nos premiers Maîtres de Lille où nous avons passé une excellente année.

A MM. Laboulbène, L. Labbé, Dumontpallier, d'Heilly et Maygrier, qui nous ont accordé leur appui pendant nos années d'externat.

A mon jeune Maître, M. Pierre Ménétrier, auquel nous devons notre instruction en anatomie pathologique.

Nous adressons nos remerciements à M. le professeur Proust pour l'honneur qu'il nous fait en acceptant la présidence de notre thèse ; que M. Thiroloix, interne des hôpitaux, qui a bien voulu nous aider dans la rédaction de ce travail, veuille bien accepter nos sentiments de reconnaissance.

CHAPITRE PREMIER

Historique.

Jusqu'à la fin du dernier siècle, dit Grisolle, dans son
Traité de la pneumonie, les médecins ont indiqué les
abcès du poumon comme étant une terminaison fréquente de la pneumonie : c'est une pensée plusieurs fois
exprimée dans les livres hippocratiques. J.-P. Franck, l'un
des premiers, protesta contre cette croyance et soutint
qu'on prenait souvent pour des abcès dans les poumons
des épanchements partiels dans les plèvres, ou entre les
lobes pulmonaires ; opinion que confirmèrent plus tard
les recherches d'anatomie pathologique faites par Bayle
et Cayol.

Laënnec, sur plusieurs centaines d'ouvertures de
péripneumonies, faites dans un espace de plus de vingt
ans, n'a pas rencontré plus de cinq à six fois des collections de pus dans un poumon enflammé. Elles étaient
peu considérables, peu nombreuses et dispersées çà et là
dans des poumons qui présentaient le troisième degré
d'inflammation (infiltration purulente). Leurs parois
étaient formées par la substance pulmonaire, infiltrée
de pus, et dans un état de ramollissement putrilagineux,
qui allait en diminuant à mesure qu'on s'éloignait du
centre du foyer. Dans un seul cas, le foyer purulent était

assez considérable pour admettre l'extrémité de trois doigts réunis.

Chomel, dans le cours d'une pratique de vingt-cinq ans, n'a rencontré que trois fois des collections de pus dans le parenchyme pulmonaire.

Andral n'en a vu qu'une seule fois. Louis n'a rencontré qu'un seul cas d'abcès pulmonaire.

Grisolle, lui-même, n'a vu qu'une seule fois une collection purulente formée dans le tissu du poumon, après une pneumonie aiguë primitive ; aussi, ajoute-t-il : « il est donc extrêmement rare que le pus infiltré dans le parenchyme pulmonaire se réunisse en foyer ». Il fait ensuite une étude complète des lésions macroscopiques de l'abcès primitif du poumon.

Trousseau, dans ses cliniques, parle de deux malades morts de pneumonie aiguë et à l'autopsie desquels on trouve des abcès pulmonaires. A ces deux observations de vomiques péripneumoniques, il en ajoute un troisième emprunté aux leçons cliniques de Graves (Leçons sur les abcès dans le poumon).

Les travaux de Traube et de Leyden nous ont appris à quels signes, on peut, dans quelques cas, reconnaître les abcès du poumon.

Tous les ouvrages ultérieurs, que nous avons consultés, rappellent cet historique : nous croyons donc pouvoir nous dispenser de citer les quelques lignes qu'ils consacrent à l'étude des abcès pneumoniques. Nous avons trouvé dans les ouvrages de MM. Cornil et Ranvier, dans la thèse de M. Ménétrier et dans le livre récent de MM. Cornil et Babès des notions complètes et du plus

haut intérêt sur l'anatomie pathologique et la pathogénie
de ces abcès. Avant d'entamer l'historique de la pyohémie consécutive à ces lésions pulmonaires, nous citerons
l'opinion si autorisée de M. le professeur Sée, qui résu-
mera en quelques lignes toute cette première partie de ce
chapitre.

Dans son livre sur les maladies spécifiques (non tuberculeuses) du poumon, il regarde la terminaison de la
pneumonie par abcès comme très rare. Non seulement
ces abcès ne peuvent se révéler que par le rejet du pus
au dehors, sous forme de vomique, mais encore il est à
peu près impossible de distinguer ces vomiques pulmonaires des vomiques d'origine pleurale. Les cas de vomique
purulente, consécutifs à la pneumonie, donnés comme
exemples de terminaison par abcès du poumon, doivent
être regardés, le plus souvent, comme des cas de pleurésie purulente enkystée, comme il s'en produit parfois à la
suite de la pleurésie ouverte dans les bronches.

A côté des complications banales de l'abcès pulmonaire
(ouverture dans les bronches, dans la plèvre ou au dehors,
dans le péricarde, etc.), nous mentionnerons la résorption, la pyohémie consécutive à la pneumonie terminée
par abcès. Cette complication, signalée dans ces dernières
années seulement, a une telle importance en clinique et
en pathologie générale, qu'il n'est pas inutile de rappeler
les auteurs qui ont élucidé cette question.

M. Perlis a consacré sa thèse inaugurale (1887) à la
pyohémie consécutive à la pneumonie franche terminée
par abcès. Il en rapporte deux cas personnels qu'il rapproche de ceux dus à M. le professeur Jaccoud. Grisolle

avait déjà mentionné cette complication ; mais il la regarde comme une complication à part, sans liaison manifeste avec la pneumonie. Il dit dans son traité de la pneumonie : « Les anciens avaient parlé des abcès se formant au déclin ou dans le cours de la pneumonie, dans divers points du corps, spécialement aux jambes, aux hypochondres, parfois aussi dans les organes intérieurs ; ce sont là bien plutôt des complications, que des crises ; elles sont d'ailleurs rares et sans liaison manifeste avec la pneumonie ».

Et plus loin, à la page 350, dans le paragraphe des *Complicotions avec les douleurs articulaires* il a décrit des affections qui peuvent se rapporter parfaitement à la pyohémie : « Quatre malades n'ayant jamais eu antérieurement de rhumatisme articulaire ou musculaire, furent affectés, dans le cours d'une pneumonie, de douleurs vives dans une ou plusieurs articulations à la fois. Ces douleurs se déclarèrent dès les premiers jours de la pneumonie dans un cas, tandis que chez les trois autres elles ne survinrent que lorsque l'inflammation pulmonaire s'était beaucoup étendue en surface et avait passé partout au deuxième et au troisième degré. Ces douleurs occupaient, une fois les deux épaules, chez un autre elles étaient bornées au genou droit, chez un troisième sujet elles affectaient l'articulation tibio-tarsienne gauche, enfin, le dernier malade se plaignait à la fois du poignet droit et du genou gauche. Les douleurs étaient toujours très vives ; elles augmentaient par la pression et par les mouvements ; dans aucun cas il n'y eut de la rougeur aux téguments ; une seule fois j'ai constaté une tuméfaction considérable de l'articulation , celle-ci était en même temps le siège d'une fluctuation évi-dente. Une circonstance qui mérite d'être signalée, c'est que, chez les quatre malades, les douleurs ont toujours été fixes, elles ne se sont jamais déplacées, et lorsqu'elles ont occupé plusieurs articulations à la fois, elles les ont envahies ensemble.

Trois des malades ont succombé avec une hépatisation grise, mais, par suite d'un oubli vraiment impardonna-ble, j'ai négligé dans deux cas d'ouvrir les articulations qui étaient encore le siège de douleurs vives au moment de l'agonie. Chez le troisième sujet, le seul dont j'ai dissé-qué les jointures, j'ai vu que le poignet droit et le genou gauche, qui avaient été le siège de fortes douleurs pen-dant la vie et de gonflement, étaient remplis d'un pus phlegmoneux, inodore, les franges de la membrane synoviale étaient les seules parties de l'articulation qui fussent légèrement injectées.

Quelle est la nature des douleurs articulaires que je viens de décrire ? Faut-il les regarder comme étant rhu-matismales ? Je l'avais cru d'abord. Mais si on réfléchit que l'un des caractères les plus remarquable des douleurs tenant au rhumatisme, c'est-à-dire la mobilité, a cons-tamment manqué, qu'il n'y a eu de la tuméfaction que dans un seul cas, on sera autorisé à élever quelques doutes. Enfin, l'autopsie ayant montré une fois que du pus existait dans les articulations malades, on aura un nouvel argument pour regarder ces douleurs comme n'étant pas de nature rhumatismale.

Comment expliquer ici la présence du pus ? Il était impossible de regarder ce liquide comme ayant été sécrété par suite d'une arthrite ordinaire, car la membrane synoviale était pourtant lisse, molle, transparente, et il n'existait qu'une très légère injection piquetée dans les franges synoviales articulaires, ce qui ne pouvait expliquer ni les symptômes observés pendant la vie, ni la prostration pathologique trouvée après la mort. Il y avait donc beaucoup de ressemblance entre cette lésion et les abcès articulaires qu'on observe dans les résorptions purulentes ». Groesinger, sur 75 cas de pneumonie, mentionne aussi la pyohémie comme suite de cette maladie.

« Il est remarquable qu'on a vu quatre cas de pyohémie à la fin de la pneumonie (nombreux furoncles et abcès miliaires suppurés et de fortes élévations de température), trois de ces cas sont survenus dans l'espace de quatorze jours, dans la première moitié de janvier 1856, deux cas de guérison, deux cas de mort. »

M. le professeur Jaccoud a consacré une de ses cliniques à l'étude de l'infection purulente, sorte de pneumonie. Il rapporte deux cas que nous nous permettons de donner entièrement à cause de leur grand intérêt. Il conclut ainsi :

« Les deux observations que je vous ai présentées, en les entourant d'un ensemble complet de démonstrations anatomiques, microscopiques et expérimentales, sont donc bien en réalité les premières en date, et le fait qu'elles établissent est vraiment un fait nouveau, signalé et démontré pour la première fois.

La pneumonie aiguë non traumatique peut amener
l'infection purulente ; l'intermédiaire de l'une à l'autre
est la résolution incomplète, laissant dans le poumon un
reliquat d'hépatisation grise avec quelques points de
suppuration.

———————

CHAPITRE II

Exposé clinique.

La symptomatologie de l'abcès pulmonaire est obscure.
On ne peut, en effet, compter sur aucun signe physique
tant que son contenu n'est pas en libre communication
avec une bronche d'un certain calibre. Nous n'envisage-
rons que ce cas, laissant de côté les abcès latents. Les
signes physiques et fonctionnels que nous passerons en
revue s'adressent à l'abcès avec vomique et à l'abcès dou-
teux.

Lorsque la pneumonie doit se terminer par suppuration
la défervescence habituelle ne se fait pas ou du moins elle
est incomplète et tout à fait passagère. La température
reste haute, l'état général est mauvais et de grandes
modifications surviennent dans l'expectoration. Les
crachats perdent leur caractère si typique de ceux de la
pneumonie, ils prennent la coloration chocolat, puis verdâtre. Ils deviennent alors de plus en plus abondants, et
cette quantité constitue alors le trait dominant de la
symptomatologie. Souvent cette augmentation dans l'expectoration se fait tout à coup et, comme le dit Trousseau,
c'est cette quantité de crachats, leur nature particulière,
leur diffluence succédant à leur viscosité, qui guident
dans le diagnostic de la vomique pulmonaire ou pleurale.

L'époque à laquelle s'est faite cette communication est peut-être l'élément capital du diagnostic. Pour peu que vous y fassiez attention, il est à peu près impossible qu'une vomique péripneumonique s'ouvre tard. L'abcès qui s'est formé dans le parenchyme tendra, comme tout abcès franchement inflammatoire, à aboutir au dehors, et nécessairement le pus se fera jour par les bronches divisées et détruites qui correspondent à la cavité même du foyer. La vomique se produit en général dans le cours de la troisième semaine, le plus souvent vers le vingtième jour, quelquefois seulement au vingt-cinquième ou vingt-huitième jour (Robert), rarement avant le quinzième ou le treizième (Woillez). Le liquide expectoré est du pus phlegmoneux ou un mélange de pus et de sang, sous l'apparence d'une masse peu homogène d'un gris rougeâtre ou de couleur chocolat, quelquefois d'un brun sale ou d'un gris verdâtre ; rarement l'abondance est excessive et peut se comparer à ce qu'on observe dans les vomiques pleurales.

Dans ces crachats, on trouve des fibres élastiques (Huss), des petits fragments, visibles à l'œil nu, bien distincts des grumeaux pulpeux des crachats de gangrène, en ce qu'ils sont formés par de véritables parcelles de tissu pulmonaire, où le microscope permet de reconnaître des faisceaux de fibres élastiques conservant encore la disposition alvéolaire (Traube). Ces débris, quelquefois très abondants, peuvent manquer pendant plusieurs jours. Ils sont d'un gris verdâtre ou rougeâtre ; leur volume peut varier de celui d'un petit grain de sable à celui d'un pois et d'une cerise. Ils peuvent faire complétement défaut et l'on ne trouve alors que des fibres dissociées.

Les crachats contiennent, outre un grand volume de microbes indéterminés, bacilles et coques, mobiles et immobiles, le pneumocoque lancéolé, encapsulé. Leyden a décrit avec soin et figuré d'autres éléments (granulations, cristaux) auxquels on n'attache plus aujourd'hui une grande valeur diagnostique.

Cette expectoration purulente persiste dans les cas favorables, pendant un temps variable, entre quinze jours et trois mois, et peut-être plus.

L'examen de la poitrine permet de constater parfois, après la vomique, l'ensemble des signes qui indiquent la présence des cavernes (gargouillement, pectoriloquie, souffle intense). Bouillaud a noté une fois le bruit de pot fêlé, à la percussion.

Les phénomènes généraux ont ici une immense valeur. La courbe de la température présente de grandes oscillations. Le matin, la chaleur est normale ou modérément élevée ; le soir, elle atteint 38°, 39° et jusqu'à 39°,8. Il y a en même temps des sueurs nocturnes, de l'amaigrissement.

La dyspnée est en rapport avec l'étendue des lésions pulmonaires.

Presque toujours, après une durée variable, pendant laquelle les vomiques ne cessent pas, la mort arrive par consomption, cachexie ou asphyxie. La guérison serait possible. Les phénomènes fébriles s'atténuent, puis disparaissent ; l'état général s'amende, les crachats sont moins abondants, puis ils deviennent muco-purulents ou tout à fait muqueux ; les phénomènes cavitaires, lorsqu'ils ont existé, se modifient peu à peu jusqu'à ce qu'il ne reste plus qu'un foyer de râles humides qui finissent eux-mêmes par disparaitre (Leyden, Henoch, Woillez).

Parmi les complications auxquelles l'abcès pneumonique peut donner naissance, nous signalerons la pyohémie. Nous donnons les deux premières observations où la démonstration complète de l'infection par l'abcès pulmonaire a été faite.

OBSERVATION I

JACCOUD. *Leçons de clinique médicale* faites à l'hôpital de la Pitié, 1885-1886.

Pneumonie droite. — Défervescence fébrile. — Résolution incomplète. — Reprise de la fièvre. — État général grave. — Diagnostic d'une pyohémie secondaire. — Mort au 35e jour.

Un homme de cinquante ans, charretier de son état, est entré dans notre service, salle Jenner, nº 46, le 22 février dernier ; sa santé a toujours été excellente, il nie tout excès alcoolique, et de fait, il ne nous a jamais présenté aucun symptôme imputable à l'alcoolisme ; sa constitution était primitivement très robuste, mais elle a été fort altérée par un séjour de plusieurs mois à la prison de la Santé. C'est de là qu'il nous a été envoyé à la date ci-dessus, alors qu'il était malade depuis dix-huit jours.

Le 4 février, il a été pris d'un frisson violent avec point de côté à droite, une fièvre forte a suivi, avec toux et crachats rougeâtres ; transporté à l'infirmerie de la prison, il y a été soigné pour une pneumonie droite étendue, et deux vésicatoires ont été appliqués. A un moment, que nous ne pouvons préciser, la fièvre a pris fin, les crachats ont cessé d'être sanguinolents, mais à la suite de cette défervescence, il n'y a pas eu d'amélioration notable dans l'état du malade, la convalescence ne s'est pas établie. Voyant au bout de quelques jours cet état persister sans changement, le médecin de la prison a dirigé cet homme sur l'hôpital de la Pitié.

Dès son arrivée, dix-huitième jour après le frisson initial de la pneumonie, il nous a été facile de constater que la phase aiguë de sa maladie était complètement achevée, la température, ce soir là, était de 37°,6 et l'apyrexie était vraiment de bon aloi, car elle s'est maintenue du 22 février, jour de l'entrée, jusqu'au 27.

Le malade, quoique sans fièvre, était fort abattu, et très amaigri; il était évident que son organisme avait été sérieusement atteint par la maladie qu'il venait de subir. L'examen local démontrait, dans toute la moitié supérieure du côté droit de la poitrine, une matité forte tant en avant qu'en arrière, avec augmentation des vibrations vocales. et dans toute l'étendue de la matité on entendait un souffle tubaire intense associé à des râles sous-crépitants. Il s'agissait d'une grosse pneumonie droite, occupant en bloc la totalité du lobe supérieur, et une partie du lobe moyen, avec persistance des signes locaux après la défervescence fébrile; évidemment la résolution a été commencée, les râles épars dans le bloc soufflant le prouvent, mais elle s'est arrêtée par insuffisance des forces organiques. Les crachats sont composés de mucosités épaisses, sans viscosité, sans trace de sang. L'appareil respiratoire est intact dans le reste de son étendue, le cœur est sain; la rate n'est pas grosse. Il y a des traces d'albumine dans l'urine.

En raison des mauvaises conditions du malade, en raison du siège de sa pneumonie, je pense que la suspension de la réparation locale pourrait bien être liée à une évolution tuberculeuse, et dès le 23 les crachats sont examinés au point de vue des bacilles; deux fois depuis lors, à des dates différentes, cet examen a été répété; le résultat a toujours été négatif.

Du 22 au 27 février l'état reste le même, le malade ne reprend pas de forces, l'appétit ne revient pas. Le 27 au soir, il y a un retour de fièvre; la température est de 38°,6; le lendemain

matin 28, elle est de 39°,2, le soir de 40°, le malade se plaint de
malaise et de gêne respiratoire. L'examen donne la raison de
ces phénomènes nouveaux. Non seulement la résolution n'a
pas progressé, mais une nouvelle poussée pneumonique s'est
faite qui occupe toute la moitié inférieure du poumon droit en
arrière; il y a là un souffle bronchique intense avec broncho-
phonie forte, la matité est absolue. L'hépatisation des parties
nouvellement envahies a donc été très rapide. Il n'y a pas de
crachats caractéristiques, mais le malade est très abattu ; il est
presque continuellement couvert de sueurs abondantes, la
respiration est pénible et fréquente.

Le 1er mars, l'état est le même, la température est de 40°, le
matin, de 39°,8 le soir, présentant ainsi un plateau presque uniforme pour trois mensurations successives.

Le 2, au matin, il n'y a que 38°,4, et le malade dit se trouver
un peu moins mal ; mais cet indice de défervescence fébrile est
tout à fait passager, et le 3, au matin, la température est de 39°,1.
Du reste, aucune modification quelconque dans les signes physiques ; je le dis une fois pour toutes, ils sont restés jusqu'à la
fin tels qu'ils ont été constatés, à la suite de l'extension de la
pneumonie.

Le 5, au matin, nouvelle exacerbation thermique à 39°,8 ; le
malade accuse de la douleur quand on vient à toucher son bras
droit ; cette douleur s'est accrue les jours suivants et l'examen
minutieux de ce membre n'a pu en déceler la cause.

Le 6, nous sommes frappés de l'attitude de la tête du malade,
elle est fortement inclinée en arrière, enfoncée dans l'oreiller,
le cou est saillant en avant, cela donne à première vue l'idée de
raideur musculaire, d'opisthotonos, et par suite de méningite,
complication qui n'est pas très rare dans la pneumonie grave.
Mais en y regardant de plus près, il est facile de constater que
cette attitude est volontaire, elle n'est point commandée par
la contracture des muscles de la nuque, qui ont toute leur sou-
plesse normale ; du reste pas de douleur de tête, pas de trou-
bles visuels, pas de symptômes cérébraux, pas de vomisse-

ments, l'idée de méningite est écartée. L'adynamie va croissant, l'examen du cœur est toujours sans résultat, la température, moins élevée que les jours précédents, oscille entre 38° et 38°,5.

Les choses vont ainsi sans changement notable jusqu'au 9 mars ; ce jour-là, qui est le trente-troisième de la maladie, nous constatons le début d'une eschare fessière et de l'incontinence d'urine ; les douleurs ont persisté dans le bras droit, il s'y joint un léger tremblement à l'occasion des mouvements volontaires, et une contracture très faible des fléchisseurs de l'avant-bras. L'aggravation dans l'état du malade est des plus accusées ; elle est surtout caractérisée par une somnolence presque continuelle.

Le 10 mars, au matin, la température s'élève à 39°, le soir, à 39°,2, la langue est complètement sèche et fuligineuse, le pouls est rapide et misérable.

Le lendemain matin, 11 mars, la température est de 40°,4, et, en découvrant le malade, je vois le genou droit gonflé par un épanchement qui n'existait certainement pas la veille ; il n'y a d'ailleurs ni rougeur, ni douleur au niveau de l'articulation.

En présence de ce phénomène, j'affirme sur l'heure que cet épanchement est purulent, et qu'il doit être considéré comme l'effet d'une infection purulente secondaire ; j'explique qu'en raison de la date et de la persistance de la lésion pneumonique, nous pouvons être certains qu'elle est arrivée à l'hépatisation grise, qu'il y a, sur quelques points au moins, du pus dans le poumon, et que le malade porte ainsi en lui un foyer d'infection pyogénique, dont les effets à distance peuvent s'étendre à tout l'organisme.

Dans la journée du 11, l'épanchement du genou augmente visiblement d'heure en heure ; vers la fin du jour le malade est agonisant, de sorte qu'on peut se permettre sans scrupule, une ponction capillaire de l'articulation, au moyen de la seringue de Pravaz. On retire ainsi du pus bien lié, je vais revenir sur ses caractères. Le malade a succombé la nuit suivante à deux heures du matin, c'était le trente-sixième jour à partir du début de sa pneumonie.

Dans l'après-midi du 11 mars, douze heures environ avant la mort, M. Netter a examiné le *sang* du malade, et il a trouvé un ensemble d'altérations bien en rapport avec mon diagnostic d'infection purulente : 1° une leucocytose colossale, la proportion des globules blancs est au moins de 1 pour 10 rouges ; 2° une augmentation considérable des microcytes ou hématoblastes ; 3° une faible quantité de microcoques en petits grains mobiles. Les caractères de ce sang, surtout la leucocytose, sont ceux de l'infection purulente.

Le *pus* retiré de l'articulation du genou a été également étudié par M. Netter ; c'est un pus homogène, bien lié, qui renferme, indépendamment des globules de pus ordinaires, de grandes cellules plates à plusieurs noyaux semblant dériver de l'épithélium synovial.

Il y a, en outre, une quantité très considérable de microcoques ; les deux formes d'Ogston et de Rosenbach sont abondamment représentées.

Le *streptococcus pyogenes* forme des chapelets ayant jusqu'à vingt-deux grains et plus ; sur beaucoup de ces chapelets, on peut constater que les grains ne sont pas tous d'égale dimension. Les plus gros, plus allongés, n'auraient sans doute pas tardé à se diviser.

Le *staphylococcus pyogenes* forme des amas de grains nombreux.

Ces deux formes de microbes se voient également dans les cellules et en dehors.

Cet ensemble de recherches qui constituent, si j'ose ainsi dire, une véritable *biopsie*, et particulièrement l'altération du sang, démontrent déjà nettement l'exactitude de mon diagnostic. Il est encore plus amplement confirmé par les révélations de la *nécropsie*.

L'autopsie a été pratiquée par M. Bourcy, qui en a consigné les résultats dans une note, dont je vais donner lecture, en vous présentant successivement les pièces anatomiques.

A l'ouverture du thorax, on constate l'intégrité de la plèvre gauche ; le poumon du même côté est seulement un peu congestionné en arrière et à la base.

Le *poumon droit*, sauf au niveau du bord antérieur, est couvert d'un exsudat fibrineux, qui fait adhérer assez fortement entre eux les feuillets pleuraux, surtout au sommet. Ce poumon augmenté de volume, est transformé dans sa totalité en bloc solide, compact, homogène, grisâtre. La surface de section, partout semblable à elle-même, laisse échapper une sanie purulente, et présente au complet les caractères de l'hépatisation grise totale. Il y a, par places, des points blanchâtres, du volume d'un grain de chènevis, franchement purulents, groupés en grappes, ce sont de petits abcès.

Au microscope, on trouve les lésions habituelles de l'hépatisation grise, arrivée par places à la période d'abcès, et en régression graisseusé dans la plupart des points.

Cœur. — Le péricarde est sain. L'endocarde présente d'importantes lésions d'*endocardite infectieuse ;* la valvule mitrale fendue et étalée, offre au niveau du bord libre un liséré mamelonné végétant ; au niveau de l'insertion des cordages tendineux du pilier antérieur existe une végétation un peu plus grosse que les autres, ulcérée en cupule à son sommet. Sur deux des sigmoïdes aortiques, minuscules végétations. Dans le ventricule droit, deux longs filaments vermiformes fibrineux, sont enroulés en cravate autour de deux cordages tendineux de la tricuspide.

Remarquez, qu'en raison de leur siège, ces lésions ne pouvaient apporter aucun trouble dans le jeu des valvules, ni produire aucune altération dans les bruits du cœur.

Les *reins* paraissent sains, mais à la coupe on trouve dans la substance médullaire quelques petits *abcès miliaires.*

Le foie, la rate, le cerveau, sauf pour ce dernier un certain degré d'œdème, ne présentent rien d'anormal.

Le *genou droit* renferme une quantité considérable de pus phlegmoneux. Les franges synoviales sont fortement injectées.

Dans l'*épaule droite*, il y a une collection purulente de même nature. En outre, et sans communication avec la jointure, une fusée purulente descend dans la gaine du brachial antérieur, jusqu'au voisinage de l'articulation du coude.

Les recherches relatives aux microbes, pratiquées par M. Netter sur les liquides et les produits de raclage, ont donné les résultats suivants :

Dans le poumon droit et dans l'exsudat membraneux pleural, les deux formes de microbes pyogènes, streptococcus et staphylococcus, existent en abondance. Mais il y a, en même temps, d'une façon certaine, d'autres organismes, lancéolés, encapsulés, c'est-à-dire les pneumocoques de Friedländer. Dans le raclage du poumon, les uns ou les autres prédominent, suivant qu'il s'agit des parties jaunes, ou du tissu rougeâtre qui les entoure. Le poumon présente donc réunis, ainsi qu'on pouvait s'y attendre, le microbe de la pneumonie et les microbes de la suppuration.

Les microbes pyogènes ont été constatés en grande quantité dans le pus des jointures, dans la fusée purulente du brachial antérieur, dans les abcès des reins, sur l'ulcération de la valvule mitrale, et dans les végétations du cœur droit.

La préparation, faite avec le raclage de l'ulcération mitrale, montre de magnifiques chapelets ayant quinze, vingt grains et plus ; les chapelets sont droits ou flexueux. Les grains sont souvent inégaux ; en général, dans ce cas, les plus gros grains sont tout à l'extrémité ; parfois cependant, les gros grains sont médians. Il y a une foule de chapelets plus petits, de diplocoques, et puis des grains simples ou isolés.

Dans les préparations provenant de l'ulcération mitrale, on ne voit pas autre chose que des microbes ; au contraire, dans les préparations provenant des végétations du cœur droit, on trouve, à côté des micro-organismes, des filaments fibrineux et des globules blancs.

Ces résultats obtenus par la méthode du raclage, ont été pleinement confirmés par M. Bourcy, qui a procédé par l'étude

des coupes ; deux points méritent d'être expressément mention-
nés : dans le poumon, il a constaté, lui aussi, le pneumocoque
à côté du streptococcus pyogène ; au niveau des abcès des
reins, il a trouvé au centre et à la périphérie, des vaisseaux
sanguins absolument gorgés du même microbe pyogène.

OBSERVATION II

JACCOUD. *Leçons de clinique médicale* faites à l'hôpital de la Pitié, 1885-1886.

Un homme de soixante-dix ans est entré dans mon service,
salle Jenner, le 26 novembre, il avait été pris de frisson avec
point de côté droit, fièvre forte, et il avait rendu des crachats
rouges, adhérents. Le début a donc été aussi franc, aussi régu-
lier que possible. A l'arrivée du malade nous constatons une
grosse pneumonie droite occupant les deux tiers supérieurs du
poumon ; les crachats sont caractéristiques, les signes stéthoscopiques sont au complet, la température du soir est de 38°,8 ;
le lendemain matin de 38° degrés.

Malgré l'âge avancé de cet homme, les choses ont marché
régulièrement ; toutefois, à partir du sixième jour de la maladie,
nous avons constaté une anomalie thermique assez rare dans
une pneumonie à début aussi franchement aigu ; la température présentait journellement des oscillations de deux degrés
en moyenne, de sorte que le chiffre du matin est devenu normal plusieurs jours avant la défervescence.

La chute définitive de la fièvre a eu lieu le 7 décembre,
onzième jour de la maladie, et la résolution locale a fait de
rapides progrès ; cependant elle est restée incomplète en
quelques points, car nous avons constamment retrouvé au
sommet droit une respiration rude et soufflante, avec quelques
râles sous-crépitants.

La convalescence a été normale, et une semaine plus tard,
au 15 décembre, cet homme se trouvait déjà tout à fait bien,
lorsqu'il a présenté simultanément un abcès à chaque cuisse ;

ces abcès très superficiels, de petite dimension, laissent écouler un pus bien lié ; leur apparition ne trouble en rien la convalescence, elle ne donne pas même lieu à une reprise temporaire de fièvre.

Quelques jours plus tard, le 22 décembre, paraît à la fesse gauche un abcès considérable, profond, du volume du poing, dont l'incision fait écouler une grande quantité de pus, et permet de reconnaître que le tissu cellulaire est mortifié. Néanmoins, sous l'influence d'un traitement convenable, ce foyer de suppuration ne tarde pas à guérir. Cet incident fut douloureux et sans influence sur l'état général qui reste excellent, l'appétit n'est même pas diminué. Dans les premiers jours de janvier, cet homme se trouvait aussi bien qu'avant sa maladie, et il devait prochainement quitter l'hôpital. Les signes physiques au sommet du poumon droit persistaient sans changement.

Bien grande et bien légitime fut donc la surprise de M. Netter, lorsque le 15 janvier, à sa visite du soir, il apprit que cet homme était mort subitement dans l'après-midi: c'était le cinquantième jour a partir du début de la pneumonie.

L'autopsie permet les constatations suivantes : au sommet des deux poumons quelques tubercules crétacés ; à la partie interne du sommet droit quelques noyaux caséeux, durs, gros comme un pois ou un haricot. Le *poumon droit* présente une augmentation notable du tissu fibreux ; il y a en outre de nombreux îlots purulents, et des lobules en hépatisation grise. Dans le *poumon gauche* on trouve plusieurs petites collections de pus liquide sous la plèvre viscérale; ces collections ont le volume d'un pois.

Sur le *cœur*, trois plaques rouges à la face antérieure des ventricules; ces plaques ne forment aucune saillie; à leur niveau l'organe est plus dépressible, la résistance du tissu est amoindrie; l'incision sur les plaques explique le fait. chacune d'elles répond à un foyer de myocardite suppurée, à un véritable abcès du cœur ; le pus de ces abcès est tout à fait jaune. La plus grande des trois plaques a la dimension d'une pièce d'un franc.

Dans toute son étendue, le myocarde a une flaccidité anormale, et il présente une teinte feuille-morte bien caractérisée. L'endocarde n'est nullement altéré aux points qui correspondent aux abcès, non plus qu'au niveau des valvules.

Dans les deux *reins* nombreux abcès miliaires.

L'étude microscopique a montré les *bacilles* de Koch au niveau des nodules caséeux ; des *streptocoques* et des *staphylocoques* en grande abondance dans les îlots purulents des poumons, dans les abcès du cœur, dans les abcès des reins. Il n'a pas été possible de déceler d'une manière positive le microbe pneumonique dans les foyers d'hépatisation grise.

M. Netter a ensemencé des tubes de peptone-gélatine et d'agar-agar avec le pus du poumon ; on a vu se développer des colonies jaune soufre qui ont conservé la même apparence dans les cultures successives, et qui étaient constituées par des grains arrondis identiques à ceux qui existaient dans l'abcès.

CHAPITRE III

Diagnostic.

En règle générale, on est autorisé à croire à l'existence d'un abcès pneumonique, lorsque l'on voit se produire dans le déclin d'une pneumonie à résolution tardive une vomique de pus non fétide, lorsque l'on constate en même temps des signes d'excavation récente, au niveau d'une zone d'hépatisation, enfin, lorsque, dans le pus, on retrouve des lambeaux de tissu pulmonaire (Homolle, Traube).

Les erreurs qui sont le plus souvent commises consistent à prendre pour des abcès du poumon des pleurésies enkystées, interlobaires au autres, terminées par vomique, des cas de gangrène ou de tuberculose subaiguë ou enfin des dilatations bronchiques. L'abcès pulmonaire sera toujours différencié de l'empyème métapneumonique dont l'étude a été si magistralement faite par M. le D' Netter et M. le professeur Jaccoud. Dans 63 0/0 des cas, cet empyème se montre au déclin de la pneumonie : mais il peut survenir après quelques jours (Wagner) ou quelques semaines.

Les réactions locales, comme la fièvre, sont peu marquées et l'on ne remarque pas les grandes rémissions de la fièvre.

Les grands accès vespéraux ne sont pas observés. Au contraire, la fièvre de la pleurésie purulente, à pneumocoques, se rapproche de la continuité. On n'observe pas non plus dans ces cas, la peau sèche et chaude, la perte de l'appétit, cette face pâle et décolorée, la teinte terreuse de l'abcès pneumonique en pleine évolution. Tôt ou tard se produit la vomique, ou une fistule pleurocutanée et la guérison survient. L'adynamie, la prostration des forces que l'on trouve dans le cortège symptomatique de l'abcès pneumonique, font défaut dans l'empyème métapneumonique même considérable.

La fétidité des crachats est rare ; quand elle existe, elle pourrait faire penser à un empyème putride ou gangreneux enkysté. Mais, il faut bien savoir que la gangrène peut venir compliquer l'abcès pneumonique. L'observation suivante en est un bel exemple.

OBSERVATION III

Hôpital de la Pitié, service de M. le professeur JACCOUD.

Pneumonie du sommet droit. — Suppuration et gangrène au niveau du foyer hépatisé. — Guérison. — Caverne pulmonaire consécutive.

Salle Jenner, lit n° 1. Cherf..., Désiré, bamboutier, âgé de 47 ans. Entré le 22 octobre 1890.

Antécédents héréditaires. — Père goutteux, mort à la suite de la rupture d'un anévrysme aortique. Mère, morte asthmatique à 80 ans.

Antécédents hygiéniques. — A exercé, étant jeune, le métier de cuisinier, depuis 19 ans, il est bamboutier. Il est sans cesse exposé à l'inhalation de poussière de laque de Chine, poussières acérées qui, lorsqu'elles pénètrent dans les doigts provoquent de fréquents panaris. Aussi dans les ateliers, les patrons tiennent à la disposition des ouvriers du perchlorure de fer que ces derniers appliquent à la moindre piqûre.

Antécédents pathologiques.—Jaunisse à l'âge de 5 ans. Angine diphtérique à 16 ans. Fièvre jaune en 1865. Rhumatisme articulaire aigu en 1880. Empoisonnement par l'acétate de plomb par de la bière passant par des tuyaux de plomb en 1882.

En 1884, il vint à Paris, en plein hiver, couchant à la belle étoile et ne mangeant que du pain qu'il mendiait dans les fermes. Il arrive à Paris exténué. Arrivé place de la République, n'en pouvant plus, il s'assied, se met à tousser et crache tout à coup à pleine bouche une grande quantité de sang. Il perd connaissance et se réveille le lendemain couché à l'hôpital Andral, dans le service de M. le professeur Debove. Il continue pendant huit jours à cracher du sang, l'haleine n'étant nullement fétide à cette époque. En même temps que ces hémoptysies répétées, il a eu un point de côté violent qui a duré 48 heures, une fièvre forte, une dyspnée prononcée. Pendant quelques jours, un mieux se montre et le malade affaibli espérait entrer en convalescence, quand, subitement, dans les premiers jours de janvier, l'expectoration, minime augmentant, devient abondante et horriblement fétide. Le malade expectore dans les vingt-quatre heures le contenu de trois crachoirs. Les matières expectorées étaient grisâtres, teintées de sang et dégageaient l'odeur de la viande putréfiée. L'odeur devint telle qu'on dût isoler le malade. La fièvre fut sans cesse très haute, très forte.

Pendant quatre mois, la toux, l'expectoration, l'odeur fétide, putride, persistent tels. De temps à autre viennent se greffer sur ce syndrome uniforme des hémoptysies abondantes, mais fractionnées. L'examen des produits expectorés au point de vue bacillaire fût à plusieurs reprises pratiqué et resta toujours négatif.

Le traitement local au sommet droit a consisté en pointes de feu, teinture d'iode. A l'intérieur, on a administré l'hyposulfite de soude (jusqu'à 14 grammes par jour), du rhum créosoté et des capsules de térébenthine.

Il reste encore pendant cinq mois convalescent dans le service. Il a à plusieurs reprises des poussées furonculeuses dans le dos. L'amaigrissement disparaît, de 93 livres il remonte à 112 livres. Les forces reviennent, les fonctions digestives s'accomplissent bien. L'expectoration perd chaque jour de son abondance, de sa fétidité qui disparaît même totalement. Il part pour Vincennes après neuf mois de séjour à l'hôpital Andral.

A Vincennes, où il est envoyé en convalescence, les hémoptysies reparaissent, viennent tous les deux ou trois jours, aussitôt que le malade fait le moindre effort, mais nulle expectoration, ni fétidité de l'haleine. Il reste cinq mois et part complètement guéri.

Pendant toute l'année 1886, le malade est en excellente santé Il reprend son métier de bamboutier, qu'il exerce facilement, sans fatigue.

En février 1887, à la suite d'une chute, il se casse deux côtes en arrière et à gauche. Il est soigné à Beaujon, reste deux mois. Depuis cet accident la respiration reste gênée et, en juillet, il est repris de toux extrêmement fréquente, d'expectoration purulente et fétide. Il entre dans le service de M. le professeur Jaccoud et M. Netter fait, dans le poumon droit, deux injections de sublimé au 1/1000 à huit jours d'intervalle.

Le malade sort absolument guéri et reprend son travail. L'examen bacillaire des crachats est négatif.

En septembre 1890, la toux, l'expectoration fétide reparaissent. Le malade ressent dans le sommet droit de la poitrine, de violentes douleurs. La respiration est pénible, difficile.

Pendant l'ascension, l'oppression devient extrême, tandis que sur le plat, il marche et court sans anhélation.

Le 22 octobre. Malade nullement cachectique. Il revient dans le service de M. le professeur Jaccoud parce que la fétidité des crachats est revenue.

L'expectoration est purulente, fétide, non sanglante. La toux est fréquente, l'oppression vive dans le décubitus dorsal.

Au sommet droit, excavation pulmonaire considérable.

Inspection. — Dépression sous-claviculaire marquée, très nette. Le grand pectoral dans un faisceau claviculaire est nettement atrophié. Il existe de plus un rétrécissement du sommet droit de la poitrine, rétrécissement appréciable à la palpation bimanuelle.

Palpation. — Vibrations thoraciques augmentées.

Percussion. — Dans la région sous-claviculaire, elle donne le bruit de pot fêlé, un son amphorique, en arrière une matité absolue. La caverne a quatre travers de doigt d'étendue en avant.

Auscultation. — Souffle caverneux, pectoriloquie. Râles humides abondants. Toux et voix caverneuses, amphoriques.

Pendant les quinze jours que le malade est resté salle Jenner, il a pris du vin créosoté, 2 gr. de liqueur de Labarraque et des pulvérisations phéniquées au 1/20. Il est sorti amélioré, l'haleine ayant perdu son caractère fétide si pénible. L'examen des crachats, au point de vue des bacilles de Koch, a été négatif.

Lorsque la période pneumonique n'a pas été suivie, les signes que révèle l'examen du thorax pourraient faire penser à la dilatation bronchique ou à une tuberculose ulcéreuse rapide. Les signes d'évolution de la bronchectasie diffèrent absolument de ceux de l'abcès pneumonique.

Sa durée est longue et les signes stéthoscopiques révèlent des cavités multiples, creusées dans le parenchyme pulmonaire refoulé. Elle évolue de plus presque toujours chez des gens âgés, atteints depuis longtemps de bronchite chronique ; leur santé n'est altérée qu'à la longue, jamais subitement.

F.

La tuberculose à forme pneumonique sera vite éliminée par l'examen des crachats dans lesquels on mettra en évidence le bacille de Koch.

Les kystes hydatiques suppurés du poumon qui s'observent encore assez fréquemment, se terminent par vomiques. La matière expectorée est toujours considérable, purulente, fétide, et contient des débris d'hydatides, des crochets.

Dans le cancer ulcéré du foie, l'examen d'un débris de tumeur expectoré renseignera immédiatement sur la nature de l'affection intra-thoracique que l'on observe.

En résumé, nous ne pouvons mieux faire que puiser dans les cliniques de Trousseau, les éléments du diagnostic des vomiques pneumoniques et pleurales. L'existence bien constatée d'une pneumonie récente ; le changement soudain qui se produit dans l'abondance et la nature des crachats ; la date précoce de l'évacuation du pus, qui se fait au plus tard du vingtième au vingt-cinquième jour ; enfin, la quantité du liquide expectoré, jamais énorme comme en cas de pleurésie ; tels sont les faits qui permettent de croire à une vomique pneumonique.

Nous ne ferons que signaler les abcès pulmonaires de la pyohémie ou consécutifs à un embolus porteur d'agents de la suppuration (phlébites). Le point de départ presque toujours appréciable, les phénomènes du début écarteront de suite l'idée de l'abcès pulmonaire primitif.

CHAPITRE IV

Étiologie. — Pathogénie.

Très rares chez l'enfant, rares chez les jeunes gens,
moins rares passé l'âge de 50 ans, les abcès ne se produisent jamais chez des individus antérieurement bien por-
tants.

La pneumonie lobaire franche évoluant chez un
individu robuste sans tare pathologique guérit vite ou
tue en peu de jours sans passer à la suppuration en
foyers. C'est chez les vieillards que la pneumonie a le
plus de tendance à la formation des abcès ; la moitié des
faits réunis par Grisolle (12 sur 25) ont été observés
après 50 ans, un tiers des sujets avaient dépassé 70 ans.
Ce dernier auteur a aussi remarqué que les abcès se
produisent surtout chez des gens de constitution mau-
vaise, chez des sujets débilités par la misère, les priva-
tions, les excès, la fatigue ou la maladie. Chez les bu-
veurs la pneumonie se termine parfois par abcès. Stokes
donne en effet comme caractères principaux de la
pneumonie des alcooliques : 1° l'étendue des lésions ;
2° la liquéfaction rapide de l'exsudat et son passage à la
période d'hépatisation grise; 3° l'état adynamique du
sujet ; et 4° le delirium tremens. Notre observation IV
rappelle en tous points ces caractères.

Il faut de plus faire jouer un grand rôle aux lésions antérieures du poumon (sclérose, emphysème pulmonaire, la bronchite chronique) qui présente une vulnérabilité plus grande.

La pathogénie des abcès dans le poumon est celle de tous les abcès ordinairement observés dans tous les différents points du corps. Ils sont dus aux micro-organismes de la suppuration (staphylocoques, streptocoques) qui viennent envahir le parenchyme hépatisé.

Tout le monde, aujourd'hui, admet la fonction pyogène du pneumocoque : son rôle dans la suppuration pulmonaire doit être actif et ne le céder en rien à celui des autres éléments pathogènes associés.

CHAPITRE V

Pronostic. — Traitement.

L'abcès pneumonique peut se terminer par guérison (Woillez, Toelken).

Lorsqu'il est circonscrit et comme enkysté par une néomembrane continue et par une zone de pneumonie interstitielle, son contenu peut se concréter en une masse caséeuse ou crayeuse, sur laquelle le kyste se rétracte peu à peu. Lorsqu'une large communication avec une bronche a permis l'évacuation complète du pus, la cavité peut subir un retrait graduel et persister ensuite à l'état de caverne stationnaire, dont la suppuration peut se tarir presque complètement ou revenir sur elle-même au point de former une véritable cicatrice (Stakes).

La mort est la terminaison la plus fréquente des abcès pneumoniques. Les malades sont emportés par l'étendue des lésions rétrécissant sans cesse le champ de l'hématose ou épuisés par cette suppuration intarissable. Le pronostic de l'abcès pneumonique est donc très grave, mais non fatal ; ou même la pneumonie terminée par hépatisation suppurée avec pyohémie peut guérir. Des quatre malades de Griesinger, deux ont guéri ; un des malades de Perlis et le malade de Kuessner ont guéri aussi. Toujours les pneumonies qui se terminent par suppuration présentent un caractère adynamique très marqué, et l'état des forces nécessite impérieusement l'administration des toniques. Deux grandes indications se présentent dans la thérapeutique des abcès pneumoniques : soutenir les forces du malade, modifier et tarir, s'il est possible, la suppuration.

La médication tonique doit être mise en œuvre sous toutes ses formes, pendant toute la durée du mal, et, dans bien des cas, elle est la seule qui soit vraiment indiquée et qui donne des chances sérieuses de succès. L'alcool surtout est utile pour soutenir ces malades affaiblis, détériorés avant l'attaque pneumonique. Donné sous forme de vin, on l'administre dans une potion cordiale à la dose de 30 à 80 grammes par jour ; il peut aussi être additionné d'extrait de quinquina ou d'acétate d'ammoniaque. La dose d'alcool doit être élevée pour être efficace.

Les meilleures conditions d'hygiène, l'aération sagement combinée avec le séjour dans une atmosphère calme sans sécheresse, et une température douce et constante, une alimentation substantielle et de digestion facile, en seront la base (Homolle).

Les balsamiques ou les opiacés pourront être utiles. Si la suppuration est abondante, on aura recours à la térébenthine (inhalations, ou capsules).

CHAPITRE VI

Anatomie pathologique.

Nous ne referons pas ici l'étude des lésions macroscopiques de l'abcès pneumonique ; celle-ci, en effet, est longuement traitée dans Grisolle (Traité de la pneumonie, p. 33) et dans l'article « Abcès du poumon » du Dictionnaire Jaccoud. Tout ce qui se rapporte à l'étude du siège, du nombre, du contenu et des lésions concomitantes de l'abcès pneumonique y est exposé. Aussi nous bornerons-nous à étudier seulement les lésions histologiques qui se rattachent à la formation et à l'évolution de la suppuration pulmonaire.

Comme le dit avec tant d'exactitude M. le Dr Ménétrier dans sa remarquable thèse à laquelle nous faisons de larges emprunts, le terme hépatisation grise comprend des lésions bien différentes les unes des autres, l'hépatisation grise non suppurée régression simple de la pneumonie et l'hépatisation avec suppuration diffuse ou circonscrite. C'est là un terme qui ne peut être synonyme de transformation purulente de l'exsudat, de suppuration dans la pneumonie. Dans le premier cas, le malade meurt pendant le travail même de leucocytose de résorption, dans le second un nouveau processus destructeur vient se greffer sur l'ancien.

Dans l'hépatisation grise non suppurée le poumon a conservé la consistance et l'aspect granuleux de l'hépatisation rouge, il en a aussi la friabilité. La couleur est grise ou jaune (hépatisation jaune de Reindfleisch), quelquefois brun gris, ou rougeâtre. A l'examen microscopique, les travées alvéolaires sont plus épaissies ; il y a prolifération de leur revêtement épithélial, dont les cellules tuméfiées, polyédriques ou arrondies, séparent la paroi de l'exsudat. Le contenu des alvéoles est formé de fibrine en blocs massifs ou en réseau, et de cellules migratrices ; celles-ci sont arrondies, volumineuses, beaucoup plus grosses que les leucocytes (trois et quatre fois supérieures en diamètre), granuleuses, avec un ou plusieurs noyaux qui se colorent mal par le carmin, et ne se voient bien que dans les préparations à l'hématoxyline. Le noyau est souvent refoulé à la périphérie par l'amas de granulations qui remplissent la cellule. Ce sont de grosses granulations, de volume inégal, fortement réfringentes et qui pour la plupart ne se colorent pas par l'acide osmique ; elles ne sont donc pas formées de graisse ! Elles nous (Ménétrier) paraissent provenir de la fibrine de l'exsudat, dissociée et résorbée par les cellules migratrices. En effet, ces cellules augmentent de volume et de nombre à mesure que la maladie est plus ancienne, elles pénètrent la fibrine, et bientôt celle-ci ne se présente plus en blocs massifs ou en réticulum serré, mais est dissociée, fragmentée et disparaît peu à peu ; en sorte qu'on observe, suivant l'âge de la lésion, une proportion inverse de fibrine et de cellules en granulations, et il paraît évident que celles-ci remplacent celle-là en la résorbant.

Ces cellules dont la fonction parait être de présider à
la dissociation et à la résorption de l'exsudat fibrineux,
ne sont pas des globules [de pus, et si elles ont peut-être
la même origine, leur évolution est bien différente. Elles
en diffèrent par leur volume, leur contenu, leur aspect,
par leur affinité vis-à-vis des matières colorantes ; elles
jouent là un rôle analogue à celui qu'elles remplissent
dans d'autres régions et dans d'autres altérations, dans
les foyers de ramollissement des centres nerveux par
exemple, ou dans les plaques de sclérose disséminée.

Aspect macroscopique. — La couleur grise est due à
l'accumulation des cellules migratrices et surtout à la
disparition de la matière colorante du sang et des globules ; si cette dernière est en partie conservée, la couleur reste brune, sans que pour cela les lésions histologiques soient différentes.

Dans les lymphatiques du poumon, on retrouve les
cellules migratrices, chargées de granulations ; et aussi
dans le ganglions, où on reconnaît facilement ces gros
éléments clairs, à granulations réfringentes, situés dans
les sinus du système caverneux, manifestement de pro-
venance pulmonaire et distincts des petites cellules lymphatiques fortement colorées qui les entourent.

On peut donc suivre là une des voies par lesquelles
l'exsudat pneumonique est résorbé et quitte le poumon.
Ce n'est certainement pas la seule, et avec Rindfleisch,
nous pensons, contrairement à l'opinion de la plupart
des auteurs, que, dans bon nombre de cas, la plus grande
partie de l'exsudat est rejetée par les crachats muco-purulents de la période de convalescence. Dans l'hépatisation

grise avec suppuration, un ou plusieurs points du parenchyme hépatisé sont ramollis. Ceux-ci renferment une
sorte de pus épais, blanc crémeux. Les cellules migratrices ont multiplié sans *se charger de granulations;* elles
sont petites, fortement colorées, d'aspect embryonnaire
et ont formé ainsi de petits abcès, tantôt encore conte-
nus par la trame alvéolaire, tantôt ayant infiltré, puis
dissocié en travers pour former des collections plus volu·
mineuses, dont les plus grosses sont les abcès reconnus
à l'examen macroscopique. Dans ce cas, suivant la remarque du professeur Jaccoud, il ne s'agit plus d'une simple
altération de surface, il y a destruction partielle du parenchyme pulmonaire ; car le pus ne peut se réunir en foyer
qu'après la disparition des cloisons. Celle-ci n'a pas lieu
par suite d'un travail ulcératif, mais plutôt par un processus nécrobiotique suivi d'élimination des parties mor-
tifiées. Ce qui le prouve, c'est que dans les crachats, ainsi
que Traube l'a montré, on trouve de petits lambeaux de
parenchyme pulmonaire parfaitement reconnaissables au
microscope.

D'autres cavités, des dimensions d'une lentille, d'un
pois, et également pleines de pus, présentent des parois
peu épaisses, assez lisses ; elles paraissent formées aux
dépens soit de bronchioles terminales, soit de conduits
alvéolaires dilatés.

Les ganglions du hile, comme les alvéoles ne contiennent pas de grosses cellules à granulations réfringentes.
Une évolution suppurative, accumulation de cellules à
type embryonnaire, se produit en foyers, tandis qu'en
d'autres points la résolution semble s'opérer normale-

ment. Dans ces abcès on trouve divers micro-organismes de la suppuration (staphylocoques et streptocoques) et le pneumocoque encapsulé.

Pour l'apparence macroscopique des lésions, nous croyons pouvoir renvoyer au protocole anatomique de nos observations. Les abcès sont multiples ou peu nombreux, petits dans le premier cas, de dimensions assez considérables dans le second. La cavité de l'abcès est anfractueuse, parfois sillonnée par des brides flottant dans l'intérieur du foyer. Le pus contenu est tantôt blanc, épais, inodore, tantôt rougeâtre ou verdâtre. Il est fétide lorsqu'il y a en même temps mortification du parenchyme pulmonaire limitant.

Nous ne croyons pas pouvoir, sans sortir du cadre que nous nous sommes tracé, décrire les autres lésions pulmonaires qui accompagnent l'évolution suppurative, pas plus que les complications de l'hépatisation, telles que : infiltration sanguine, infarctus, sclérose, œdème, lésions pleurales, etc. Toute localisation due à une affection sanguine, métastatique, pneumococcique, streptococcale ou staphylococcale exigerait une étude détaillée particulière. Les deux remarquables observations que nous empruntons aux Cliniques du professeur Jaccoud et notre obs. II sont des exemples de l'une et l'autre infection.

Observation IV

Hôpital de la Pitié, service de M. le professeur Jaccoud.

*Pneumonie de la base droite. — Délire violent. — Résolution.
incomplète, passage à la suppuration. — Vomiques, grands
frissons. — Mort. — Hépatisation grise avec deux grands
foyers suppurés. — Méningite suppurée à pneumocoques.
— Cocci en chaînettes, en grains, lancéolés et encapsulés
dans le pus de l'abcès pulmonaire. — Pneumocoques seuls
dans le pus des méninges.*

Nicolas Célestin, salle Jenner, n° 29. Entré le 4 juin 1890,
42 ans, boulanger, a eu une fièvre typhoïde à l'âge de 18 ans,
une première pneumonie à la base droite en 1884. Il avoue faire
des excès d'alcool, d'absinthe.

Le 1er juin, il se sent mal à l'aise, courbaturé. Il travaille
quand même ; le soir, il éprouve un violent mal de tête, il est
congestionné, et en allant à la garde-robe, il perd une assez
grande quantité de sang.

Le 2. Il a un violent frisson qui dure de sept heures du matin
à 3 heures de l'après-midi. En même temps, il ressent à la base
thoracique droite, une douleur poignante que la toux, la moindre pression exagère. Il passe une nuit d'insomnie, se réveil-
lant avec des cauchemars effrayants dès qu'il s'assoupit. La
respiration est devenue fréquente, pénible, il est obligé d'ouvrir la fenêtre de sa chambre, il étouffe, a soif d'air.

Le lendemain apparaissent la toux, l'expectoration, tandis
que le point de côté se dissipe. La respiration reste gênée, la
fièvre forte sans frisson.

Le 4. Nous constatons une pneumonie de la base droite, avec
bronchite généralisée. Au niveau de cette base, matité franche,
augmentation des vibrations thoraciques, râles sous-crépitants
fins, pas de souffle.

Dans le reste de la poitrine, sont disséminés des râles sonores, sibilants et bulleux.

Une expectoration muqueuse, spumeuse, recouvre des crachats pneumoniques types, aérés, visqueux, rouillés ou striés de sang. Ils renferment en quantité des cocci encapsulés. Le cœur est normal. Le pouls est fort

Nuage d'albumine dans les urines. Constipation.

Délire toute la nuit ; il appelle ses camarades, se croit au travail, mais il ne tente pas de sortir de son lit. T. soir 40°.

Traitement. Infusion digitale, 0,80. Potion cordiale de 80 gr. de rhum.

Ventouses sèches multiples sur la poitrine et les membres inférieurs. Lavement purgatif.

5 juin. Même état. T. matin 38°,2, soir 39°,5. Souffle bronchique à la base droite.

Léger nuage d'albumine. Délire peu accusé.

Le 6. T. matin 38°,8, soir 39°,5.

Respiration très grave (37 respirations). Délire plus accusé, à plusieurs reprises, il a voulu sortir de son lit. Urines rares chargées de sel, peu albumineuses.

Suppression de la digitale. Alcool et ventouses.

Le 7. La défervescence se produit. T. matin 37°,2. Le malade se trouve mieux, toutefois les phénomènes locaux pulmonaires restent en l'état (souffle, râles disséminés).

Potion avec rhum, 80 gr. et extrait quinquina, 3 grammes.

Le soir, la respiration est très gênée. Le malade est agité, les urines sont restées rares. L'ébauche de crise thermique s'est arrêtée, la température est remontée à 39°,4.

Le 8. T. matin 39°,5, soir 39°,9. Délire loquace ininterrompu.

Le 9. T. matin 39°,7, soir 40°,2.

Le 10. Respiration très soufflante à la base droite. Dyspnée très intense, orthopnée, non adéquate aux lésions pulmonaires constatées. Délire loquace et moteur. Prolongement du premier bruit du cœur.

Léger nuage d'albumine dans les urines.

Tartre stibié, 0gr. 25. Cordial avec rhum, 100 grammes. Vin de Bagnols.

Ventouses sèches.

T. matin, 39°,5, soir 39°.

Le 11. Toujours très oppressé. Caféine, 0 g.60. Râles sous-crépitants gros et bulleux à la base droite, matité franche.

Le 12. Point de côté droit. Dyspnée. La lésion semble s'étendre, le ramollissement gagne la périphérie pulmonaire. De gros râles humides éclatent sous l'oreille à cette base droite. L'expectoration est devenue franchement purulente ; le malade remplit son crachoir dans les vingt-quatre heures. Pas de fétidité.

Vésicatoire à la base droite. T. matin, 38° ; soir, 38°,4.

Le 13. Souffle et râles humides à la base droite. Expectoration purulente et sanglante (2 crachoirs). Pas d'albumine dans les urines.

T. matin, 37°,6 ; soir, 38°.

Jusqu'au 20 juin, la situation ne change pas. Le bloc hépatisé s'est creusé d'une caverne qui donne naissance au souffle, au gargouillement et aux râles humides que l'on entend à la base droite. L'expectoration reste très abondante ; le malade remplit trois crachoirs d'une purée verdâtre, semée de traînées sanguinolentes, brunâtres, et non fétides. La dyspnée est toujours prononcée, mais la température est descendue et oscille entre 37° et 38°.

L'état général est mauvais, le malade maigrit, sue la nuit, délire.

L'albumine a disparu des urines qui restent au-dessous du taux normal.

Le 20. A 4 heures du soir, violent frisson. La température de 37°,2 monte à 39°,4. Vomiques.

Le 21. Nouveau frisson qui dure 3 heures. T. matin, 37°,6 ; soir, 39°,8.

Signes pulmonaires sans changement. Souffle et râles humides.

Chaque jour, la température qui, le matin, marque 37°, remonte le soir à 39°.

Le 27. Le délire qui avait cessé, est revenu aussi intense que les premiers jours. Le malade se plaint d'un violent mal de tête.

T. matin, 38° ; soir, 40°. Adynamie, assoupissement.

Alcool. Acide salicylique, 1 gr. 50.

Léger nuage d'albumine. Vomiques abondantes.

1er juillet. Adynamie de plus en plus prononcée. Inégalité papillaire. Délire léger, ne répond plus aux questions. Dyspnée. Expectoration abondante. Pas de diarrhée.

Le 2. Suppression de l'acide salicylique, bromhydrate de quinine, 1 gr. 50. Collapsus, refroidissement des extrémités, lèvres violacées. T. 37°,2, matin ; 36°, soir.

Le 3. Asphyxie progressive, collapsus, coma et mort à 5 heures du matin.

Autopsie. — Centres nerveux : une nappe de pus jaune-verdâtre, assez douce recouvre toute la convexité des hémisphères et la partie supérieure du cervelet.

A la base, le pus est moins abondant. Épanchement louche dans les ventricules.

Pneumocoques dans les exsudats, méningé et ventriculaire.

Cage thoracique. — Poumon droit adhérent en totalité. Hépatisation du lobe inférieur, brun rouge, friable, peu granuleux. Par le raclage, on obtient un suc abondant, grisâtre. A la partie postérieure et moyenne du lobe inférieur, abcès volumineux, de la grosseur d'un œuf de poule. Les parois sont anfractueuses, infiltrées d'un pus crémeux, blanc verdâtre, inodore. Si on lave cette cavité, on y voit flotter des débris du parenchyme pulmonaire.

Un autre abcès du volume d'une noix siège dans le même lobe, mais celui-là est plein d'un pus verdâtre.

Lobes moyen et supérieur, congestionnés. Par la pression, on fait sortir des bronches une assez grande quantité de pus.

A gauche, léger épanchement séreux à la base. Empyème et bronchite purulente.

Pas de tuberculose.

Cœur et péricarde sains.

Foie gros. Reins congestionnés. Le gauche renferme un noyau jaunâtre semblable à un infarctus.

Rate grosse et molle. Pancréas sain.

Estomac et intestins sains.

Les tubes (agar, sérum) ensemencés avec le pus des méninges ont fourni uniquement des cultures abondantes du pneumocoque. Le pus des bronches et de l'abcès pulmonaire renferment des streptocoques, des staphylocoques et des pneumocoques que l'on a isolés et caractérisés (cultures, inoculations).

OBSERVATION V.

Hôtel-Dieu. Service de M. EMPIS.

Pneumonie de la base gauche. — Délire intense. — Vomiques répétées. — Grands frissons. — Mort au 26e jour. — Hépatisation grise avec suppuration en foyer.

Salle Saint-Charles, n° 16. Entré le 2 janvier 1889.

Il s'agit d'un homme robuste, bien constitué, alcoolique, actuellement marchand de vins, employé à l'entrepôt de Bercy auparavant. N'a jamais fait de grave maladie. Rêves, cauchemars, pituites matinales depuis de longues années.

Se portait relativement bien quand, il y a 5 jours, il a subi un grand refroidissement le matin (il a été traversé par la pluie, étant en sueur). Le soir il est pris d'un violent frisson, le lendemain de point de côté, de dyspnée violente, de délire. Il n'a pas depuis quitté le lit.

3 janvier. Oppression forte, respirations fréquentes. Les pommettes sont colorées, le visage est pâle, le front couvert de sueurs.

La langue est large, humide. La fièvre forte (40°).

Pas d'œdème des extrémités.

Urines rares, foncées. Albumine en petite quantité.

Poumons. — A la base gauche, augmentation des vibrations

thoraciques, matité franche. Souffle tubaire. Résonance diffuse de la toux, Bouffées de râles crépitants pendant la toux. Murmure vésiculaire normal dans le reste du poumon et à droite.

Cœur. — Battements forts. Pouls large, ample (110). Expectoration typique, crachats aérés, visqueux, rouillés et sanguinolents.

Potion de Todd avec 80 gr. de rhum. 4 ventouses scarifiées à la base gauche.

Le 3. Délire toute la nuit. Il crie, veut sortir de son lit. Facies vultueux. Rate grosse, douloureuse à la percussion. Constipation.

XV gouttes de laudanum dans une potion de Todd avec 100 gr. de rhum ; 150 gr. de Bagnols. Lavement glycériné. T. m. 39°,6. Soir 40°.

Le 6. Même ensemble symptomatique, délire.

Le souffle diminue d'intensité ; les râles sous-crépitants apparaissent par places.

Expectoration muqueuse, visqueuse, brunâtre. La température reste confinée entre 39° et 40°, avec des rémissions matutinales très légères.

Léger nuage d'albumine dans l'urine.

Le 8 janvier. Détente dans l'état général. Le délire est moins bruyant. Le malade est affaissé, dans le décubitus dorsal.

Il ne souffre pas. La respiration est fréquente. L'expectoration a changé de caractère, elle est muco-purulente. Le souffle bronchique persiste à la base gauche. Râles de bronchite disséminés au sommet.

A droite, respiration puérile. T. M. 38°,9, soit 39°,4.

Le 9 janvier. Mieux sensible, mais tendance à l'adynamie.

Pas d'albumine dans l'urine plus abondante que les jours précédents. L'expectoration devient franchement purulente.

T. M. 38°,2, soit 38°,6.

Le 12. Grand frisson le soir, à 6 heures (claquement de dents, tremblement de tout le corps, froid intense). Ce frisson a duré une heure et demie.

L'expectoration purulente a été sans cesse en augmentant de quantité. Au milieu des crachats verdâtres, déchiquetés, on en voit d'autres sanguinolents, brunâtres, le tout formant une purée inodore.

A la base gauche, souffle, râles humides qui s'entendent aussi dans toute la hauteur du poumon.

Pas d'albumine dans l'urine. Amaigrissement prononcé.

T. m. 38°,4, soir 40°,6.

Thé au rhum, 4 gr. acétate d'ammoniaque. Sulfate de quinine, 0,75.

Le 14. Nouveau frisson. Le malade expectore à plusieurs reprises de grandes quantités de crachats. Il remplit 3 crachoirs ordinaires des hôpitaux.

Léger nuage d'albumine. Affaiblissement de plus en plus prononcé. Sueurs nocturnes.

T. m. 40°, soir 37°,8.

Le 15. Frissonnements toute la journée. Râles humides, gargouillement à la base du poumon gauche.

Le 18. Grand frisson ce matin (deux heures). Le malade reste abatttu. Le facies est tiré. Pas de diarrhée. Dyspnée légère.

T. m. 39°,2, soir 38°,7.

Jusqu'au 22 *janvier*, date de la mort, les signes stéthoscopiques pulmonaires ont indiqué un ramollissement de plus en plus prononcé du parenchyme pulmonaire (souffle, râles humides, gargouillement, foyer de matité).

L'expectoration est restée purulente, très abondante et s'est faite sous forme de vomiques.

La température irrégulière a varié entre 37,4 et 39°, pour devenir hyponormale le jour de la mort (36°,4 matin, et 36° soir)

Autopsie. — Faite 36 heures après la mort.

Rigidité cadavérique conservée.

Centres nerveux, normaux. Les méninges se détachent facilement et ne sont pas infiltrées de pus.

Cage thoracique. — Le poumon gauche est adhérent dans presque toute son étendue. La plèvre est recouverte de fausses membranes. Le lobe inférieur est hépatisé, friable, gris. Au centre, on trouve une excavation à parois irrégulières, déchiquetées, non fétide, grosse comme une mandarine. Cette perte de substance est remplie d'un pus verdâtre, bien lié, sans odeur. Le parenchyme périphérique se laisse facilement déchirer ; il est granuleux. Par la pression on fait sourdre des bronches des mucosités purulentes.

Le lobe supérieur est congestionné, non hépatisé.

Emphysème des bords antérieurs. Pas de tuberculose. A droite, bronchite purulente. Pas de lésion pleurale.

Cœur. — Hypertrophié, dilaté. Les valvules sont saines.

Foie et *pancréas* normaux.

Rate. — Grosse, diffluente.

Reins. — La capsule se détache facilement. A la coupe, le parenchyme est ferme, congestionné, décoloré.

Estomac, intestins et *vessie*, normaux. Il n'existe aucune autre lésion suppurative.

L'examen du pus pulmonaire sur lamelles, montrait des chaînettes, des amas de cocci et de rares pneumocoques lancéolés.

OBSERVATION VI

Hôpital de la Pitié. Service de M. LANCEREAUX.

Pneumonie des lobes supérieur et moyen droits. — Adynamie. — Hypothermie. — Diarrhée. — Parésie intestinale, rétention d'urine. — Mort par syncope. — Hépatisation grise avec suppuration en foyers multiples. — Gros tubercule. — Staphylocoque doré et pneumocoque dans le pus des abcès pulmonaires.

Entrée le 3 janvier 1891, salle Lorain, n° 18.

D...., Joséphine, ménagère, aurait été prise subitement d'un grand frisson, puis d'un point de côté, d'une fièvre très forte quatre jours auparavant. Elle s'est alitée immédiatement.

Lorsque nous la voyons, elle délire et ne donne que de vagues renseignements.

C'est une femme amaigrie qui a été soumise, dans ces derniers temps, à de forts travaux, a été mal nourrie et se trouve dans une profonde misère.

La malade est dans le décubitus dorsal, profondément affaissée, sans réaction. Les traits sont tirés, les yeux excavés, la face pâle, les lèvres bleuâtres. L'oppression est peu considérable. Il n'y a pas trace d'œdème des membres inférieurs. Le ventre est plat, non météorisé. La malade gâte, perd inconsciemment urines et matières fécales.

La langue est sèche, rôtie, les dents fuligineuses. La voix est faible, cassée.

L'examen du thorax donne les renseignements suivants : Matité franche dans les deux tiers supérieurs du thorax ; respiration soufflante en avant et en arrière au sommet, foyer de râles sous-crépitants, gros à la partie supérieure droite. A gauche, quelques râles sonores, disséminés.

Les battements cardiaques sont très frappés, le pouls est petit. La palpation de la région cardiaque n'y montre aucun frémissement, l'auscultation aucun souffle.

Foie, matité normale. *Rate* peu volumineuse. *Urines*, recueillies par la sonde, foncées, rougeâtres, renfermant de l'albumine. Selles normales. T. 38°.

Expectoration peu abondante, quelques crachats visqueux dans lesquels l'examen microscopique décèle de nombreux cocci lancéolés, encapsulés.

Potion cordiale avec 60 gr. de rhum, 4 gr. d'acétate d'ammoniaque. Ventouses sèches.

4 janvier. Même situation grave, adynamique. La malade n'a pas perdu ses urines.

Le pouls reste faible, fréquent.

Le 5. Diarrhée abondante (6 selles). Ventre météorisé. Dilatation des anses intestinales (parésie intestinale). Asthénie complète, pas de réaction.

Les lèvres sont bleuâtres. Un pli fait à la peau ne disparaît que lentement. Les extrémités sont froides. Délire tranquille.

T. m. 36°,8, soir 36°,4. Urines non albumineuses, 4 piqûres d'éther. Thé chaud. Todd avec 60 gr. de rhum.

Le 6. Météorisme abdominal et diarrhée. Signes thoraciques indiquent une hépatisation de la partie supérieure du sommet droit (souffle tubaire), mais à la partie moyenne du thorax, foyers de gros râles. Insomnie, délire.

T. matin et soir, 37°. Même traitement. Urines, obtenues par la sonde, non albumineuses.

Le 7. Collapsus : extrémités froides, violacées, diarrhée persiste ; météorisme abdominal. Hypothermie : 36° m.. 36°,4 soir. Pas d'albumine.

Jusqu'au 10, la maladie évolue sans grande modification symptomatique, hypothermie, tendance au collapsus sans oppression, peu d'augmentation du nombre des respirations ; météorisme abdominal énorme et douloureux à la palpation et diarrhée.

Il n'y a pas d'albumine dans les urines, ni œdème des extrémités inférieures. L'expectoration est franchement purulente, mais peu abondante et contient de nombreux cocci pneumoniques réunis en amas.

Le 11. La situation semble s'améliorer un peu. Le météorisme a diminué, la malade répond mieux aux questions. La température s'élève à 37° matin, 38°,2 le soir.

Signes thoraciques ; souffle et râles sous-crépitants gros persistent.

Pas de garde-robe. La malade urine sous elle. Même traitement (piqûres d'éther, rhum, acétate d'ammoniaque).

A la visite du matin, on trouve un développement considérable de l'abdomen qui est douloureux. La tendance au collapsus est des plus prononcées (36°,4), les extrémités sont froides, violacées, les yeux sont excavés, la voix est faible. On sonde la malade et on retire 3 litres d'urine. A peine la sonde était-elle retirée que la malade devient pâle, le cœur cesse de battre, la respiration s'arrête. Deux ou trois profondes inspirations se

4.

font pendant que l'on tente, mais en vain (marteau de Mayor, piqûres d'éther, frictions énergiques) de ranimer la malade. L'urine ainsi retirée ne renferme pas d'albumine.

Autopsie, faite le 13 janvier.

Les *centres nerveux* sont sains.

Cavité thoracique. — *Poumon droit* adhérant dans presque toute son étendue. La plèvre est recouverte par des fausses membranes, mais ne renferme aucun liquide.

Les lobes supérieur et moyen sont en hépatisation grise assez plane. Au sein de cette hépatisation on voit plusieurs foyers de suppuration, gros comme des noix, renfermant un pus épais, très lié, verdâtre. Si on enlève par un courant d'eau le pus, on voit que les parois des abcès sont irrégulières avec des débris flottants, et formées par le parenchyme pulmonaire ulcéré autour de ces foyers, le parenchyme est ferme, encore granuleux et ne laisse suinter par la pression que très peu de liquide sanguinolent.

Splénisation du lobe inférieur.

Toutes les ramifications bronchiques sont pleines de pus. A gauche, bronchite purulente et congestion de la base du sommet, gros tubercules caséeux avec zone de pneumonie interstitielle.

Ganglions du hile tuméfiés et œdémateux.

Cœur. — Myocarde, cavités sains. Caillots fragmentés dans l'artère pulmonaire. Le péricarde renferme une petite quantité de liquide séreux.

Foie. — Un peu gras.

Rate. — Peu volumineuse.

Reins. — Calices considérablement dilatés. Infiltration sanguine autour des bassinets. Hémorrhagies punctiformes de la muqueuse des calices. Capsule pas adhérente ; surface rénale blanc jaunâtre, décolorée. Le tissu est ferme et décoloré aussi.

Uretères et vessie. — Congestionnés, dilatés.

Estomac et intestins sains. Accumulation stercorale dans les intestins.

Le pus des abcès pneumoniques mis en culture a donné sur

tous les tubes (sérum et agar), d'une part le staphylocoque
doré, d'autre part le pneumocoque en colonies extrêmement
nombreuses et prédominant d'une façon manifeste sur le premier agent.

CONCLUSIONS

I. — La terminaison par abcès collecté est exception-
nelle dans la pneumonie.

II. — Cette terminaison de la pneumonie s'observe
surtout chez les alcooliques, les débilités, les individus
qui présentent une vulnérabilité particulière des organes
respiratoires (tuberculose, pneumonie antérieure, emphysème, sclérose pulmonaire, bronchite chronique, etc.

III. — Ces abcès se révèlent par le rejet de pus au
dehors sous forme de vomiques. L'examen anatomique
toutefois seul peut décider si ces vomiques purulentes
sont bien d'origine pulmonaire ou pleurale. La pleurésie
purulente enkystée (empyème métapneumonique) offre
en effet une grande tendance à s'ouvrir dans les bronches.

IV. — La présence des abcès collectés au sein du
parenchyme pulmonaire altéré, caractérise une des formes de l'hépatisation grise (hépatisation grise avec suppuration en foyers).

V. — L'hépatisation grise avec suppuration en foyers
est causée le plus souvent par infection secondaire effec-

tuée par la voie bronchique, par le développement au sein des tissus hépatisés de nouveaux parasites, microbes ordinaires de la suppuration; mais le pneumocoque n'a pas, croyons-nous, dans la formation de ces lésions un rôle passif. Il ne prépare pas seulement le terrain en le rendant favorable à la végétation d'autres microbes pyogènes, il a sa part, même considérable, dans l'évolution suppurative.

INDEX BIBLIOGRAPHIQUE

Perlis. — *Pyohémie consécutive à la pneumonie franche.* Th. doct. Paris, 1886-1887.

Selvy. — *Coexistence de la méningite suppurée avec la pneumonie au 3e degré.* Th. doct. Paris, 1881.

Laurent. — *Pleurésie purulente, vomique.* Th. de Paris. 1877.

Massonié. — *Études sur quelques formes rares de cavernes pulmonaires consécutives à la pneumonie aiguë,* 1876.

Vignes. — *Sur les vomiques.* Th. de Paris, 1877.

Jaccoud. — *Cliniques de la Pitié,* 1885-1886.

Ménétrier. — *Grippe et pneumonie.* Th. de Paris, 1886.

Sée. — *Maladies spécifiques (non tuberculeuses) du poumon,* 1885.

Grisolle. — *Traité de la pneumonie,* 1864.

Laënnec. — *Traité de l'auscultation médicale,* t. I, p. 503.

Griesinger. — *Archiv der Heilkunde,* 1860.

Keussner. — *Berliner Klinische Wochenschrift,* 1875.

Cornil et Ranvier. — *Manuel d'histologie pathologique.*

Frank. — *Traité de médecine pratique,* t. I, p. 165. Trad. de Goudareau. Paris, 1842.

Chomel. — *Dictionnaire de médecine,* 2e édit., t. XXV, p. 151.

Andral. — *Clinique médicale,* 4e édition, t. III, p. 467.

Trousseau. — *Clinique médicale de l'Hôtel-Dieu de Paris,* 1882, t. I, p. 856.

Dieulafoy. — *Manuel de pathologie interne,* t. I, p. 145.

Nouveau dictionnaire de médecine et de chirurgie pratiques. t. XXVIII, p. 468.

Dictionnaire encyclopédique des sciences médicales, article Pneumonie.

Netter. — *Archives de médecine expérimentale,* 1890-1891.

Netter. — *Société médicale des hôpitaux,* janvier 1889.

Netter. — *Bull. Soc. anatomique*, juillet 1887.

Bouveret. — *Traité de l'empyème*, 1888.

Jaccoud. — *Gazette des hôpitaux*, nº 147.

Lancereaux. — *Traité d'anatomie path.*, t. II.

Dictionnaire Dechambre. — Art. Pleurésie. Widal.

Chauffard. — *Bulletin médical*, nº 98. Sur un cas d'empyème gangreneux interlobaire. (Obs. recueillie par M. Souques.)

Bonenfant. — *Empyème putride enkysté*, 1889. Th. Paris.

Millet. — *Empyème gangreneux*, 1890 Th. Paris.

Lejeune. — *Expectorations fétides.* Th. Paris, 1889.

Marconnet. — *Vomiques.* Th. Paris, 1856.

Marchadier. — *Empyème métapneumonique.* Th. Paris, 1890.

Homolle. — Art. Abcès du poumon du *Dictionnaire Jaccoud.*

IMPRIMERIE LEMALE ET Cⁱᵉ, HAVRE